Anita Raikar
Kunal Keshaw

Placa dentária - um biofilme

Anita Raikar
Kunal Keshaw

Placa dentária - um biofilme

Biofilme dentário

ScienciaScripts

Imprint

Cover image: www.ingimage.com

This book is a translation from the original published under ISBN 978-620-8-22486-8.

Publisher:
Sciencia Scripts
is a trademark of
Dodo Books Indian Ocean Ltd. and OmniScriptum S.R.L publishing group

120 High Road, East Finchley, London, N2 9ED, United Kingdom
Str. Armeneasca 28/1, office 1, Chisinau MD-2012, Republic of Moldova, Europe
Printed at: see last page
ISBN: 978-620-3-19684-9

ÍNDICE

INTRODUÇÃO

A cavidade oral proporciona um ambiente quente e húmido que favorece o crescimento de muitos organismos. É o único local no corpo humano que normalmente fornece superfícies não derramáveis para a colonização microbiana, facilitando assim a formação de biofilme. A colonização da cavidade oral começa por volta da altura do nascimento. Poucas horas após o nascimento, a cavidade oral estéril torna-se colonizada por um número reduzido de bactérias, principalmente facultativas e aeróbias. Após mais de dois anos, toda a flora microbiana humana é formada por uma coleção complexa de mais de 400 tipos diferentes de bactérias Após a erupção dos dentes, estabelece-se uma flora oral mais complexa. De um ponto de vista ecológico, a cavidade oral, que comunica com a faringe, deve ser considerada como um "sistema de crescimento aberto" com ingestão e remoção ininterruptas de microrganismos. Estes depósitos incluem a película, a matéria alba, a placa dentária e o cálculo. A acumulação e o metabolismo destas substâncias nas superfícies duras intra-orais são considerados a principal causa de cáries dentárias, gengivite, periodontite, infecções peri-implantares e estomatite.Os biofilmes têm sido descritos há vários anos, mas detalhes mais recentes que descrevem a sua organização molecular, propriedades físico-químicas e caraterísticas de crescimento inspiraram investigações para considerar os biofilmes como comunidades ecológicas que evoluíram para permitir a sobrevivência e a comunidade como um todo.A placa dentária é um biofilme associado ao hospedeiro. A placa dentária é um biofilme associado ao hospedeiro, o que é importante, uma vez que o ambiente do biofilme é frequentemente vantajoso para um microrganismo e pode ter efeitos significativos nas propriedades das bactérias que aí existem. A continuidade do biofilme é inicialmente formada através de interações bacterianas com o dente e depois através de interações físicas e fisiológicas entre diferentes espécies com a massa microbiana.Antonie Von Leeuwenhook foi o primeiro a estudar a placa dentária utilizando os seus microscópios simples em 17th século e demonstrou uma das propriedades importantes dos biofilmes, nomeadamente a sua resistência a agentes antimicrobianos (sal e vinagre), que não tinham qualquer efeito na motilidade celular quando a placa estava estruturalmente intacta, mas eram inibitórios quando a placa estava dispersa.[1] Já em 1890, Miller fez esforços para isolar o organismo responsável pela pirexia. No entanto, os esforços não foram bem sucedidos e Miller concluiu que vários organismos eram responsáveis por esta doença (Miller 1973), que é uma das afirmações do que se tornou conhecido como a hipótese não específica. A relação entre a doença dentária e os depósitos nos dentes é suspeitada desde a antiguidade. Foi G.V. Black (1836-1915) que, em 1899, cunhou o termo placa microbiana gelatinosa para descrever colónias microbianas na superfície dos dentes.[2]

DEFINIÇÃO

Já Fauchard (1746) no seu livro "Surgeon dentist" mencionava o depósito mole nos dentes. O termo PLAQUE foi usado pela primeira vez num contexto dentário por G.V.BLACK (1898) para descrever a massa de microrganismos que se assemelhava a feltro sobre lesões cariosas. Definição da W.H.O. (1978) - Uma entidade estrutural específica, mas altamente variável, resultante da colonização e crescimento de microrganismos na superfície dos dentes e que consiste em numerosas espécies e estirpes microbianas embebidas em matriz extracelular. Clinicamente ocorre supragengivalmente, subgengivalmente e pode ser encontrada noutras superfícies sólidas.

O termo Biofilme descreve a comunidade microbiana relativamente indefinível associada à superfície de um dente ou a qualquer outro material duro que não se desprenda (Wilderer & Characklis 1989). Os biofilmes não são exclusivos da cavidade oral e encontram-se na maioria dos ambientes líquidos ou semi-líquidos, abrangendo sistemas biológicos, industriais e ambientais (WILKINS 1999).

COMPOSIÇÃO

O biofilme é composto principalmente por microrganismos, cerca de 1 g de placa dentária alberga 10^{11} bactérias. No entanto, pode variar entre 10^3 numa fenda saudável e 10^8 bactérias numa bolsa profunda. Encontram-se mais de 500 espécies microbianas diferentes na placa dentária. Cada indivíduo pode albergar mais de 150 espécies. Para além das bactérias, outros microorganismos não bacterianos incluem espécies de micoplasma, leveduras, protozoários e vírus. A placa bacteriana é composta principalmente por bactérias numa matriz de glicoproteínas salivares e polissacáridos extracelulares.[17]

1) As bactérias são[4,6] **-**

- Bastonetes e cocos Gram-positivos
- Bastonetes e cocos Gram-negativos
- Bactérias filamentosas
- Espiroquetas e bactérias flageladas

2) Com exceção das bactérias

- Espécies de Mycoplasma
- Leveduras
- Protozoários
- Vírus

3) Matriz intercelular [4]

Serve de estrutura para ligar os microrganismos numa massa coerente e torna virtualmente possível a existência de placas, actuando como um local de armazenamento extracelular de hidratos de carbono fermentáveis. A matriz intercelular altera a difusão de substâncias para dentro e para fora da estrutura; a matriz contém numerosas substâncias indutoras de inflamação e outras substâncias tóxicas. (Fig. 1).

CONSTITUINTES ORGÂNICOS [6, 7, 8, 9]

Constituintes orgânicos tais como: - Hidratos de carbono 18,1± 2,3 µg/mg

Proteínas14,3 ± 8,6 µg/mg

Os hidratos de carbono são principalmente dextranos, frutanos e glucanos. Littleton et al 1967 concluíram que os hidratos de carbono mais importantes presentes são os dextranos, que fornecem o esqueleto orgânico à estrutura e actuam como fonte de energia.

Enzimas[4]

As células bacterianas no interior das biofilmes podem produzir enzimas como

- β-lactamase
- Catalisadores,
- Superóxido dismutase
- Elastases e celulase
- Colagenase
- Hialuronidase
- Condroitina sulfatase
- Proteinase, gelatinase,
- Aminopeptidases
- Fosfolipase A
- Fosfatase alcalina, DNAse e RNAse6.

CONSTITUINTES INORGÂNICOS[5] Os componentes inorgânicos constituem cerca de 30-35%. Na placa supragengival, a fonte é a saliva e o fluido crevicular na placa subgengival. O cálcio e o fósforo estão predominantemente presentes. Quantidades vestigiais de sódio, potássio e flúor também estão presentes.Cálcio: 3,0± 0,9µg/mg Fosfato: 10,2 ±1,2µg/mg Magnésio: 0,3±0,05µg/mg

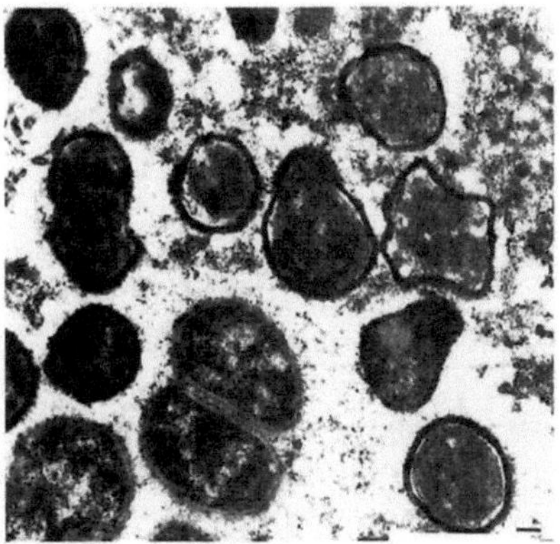

FIGURA 1

SECÇÃO FINA DE MATRIZ DE PLACA GRANULAR

CLASSIFICAÇÃO DA PLACA[7]

A) Com base na relação com a margem gengival, a placa bacteriana é diferenciada em duas categorias: - (Fig. 2)

1. **Placa supra-gengival**
2. **Placa sub-gengival**

(i) Placa anexa

(a) Placa subgengival associada ao dente

(b) Placa subgengival associada ao epitélio

(ii) Placa não fixada

B) EM FUNÇÃO DO POTENCIAL PATOGÉNICO

1) Cariogénico

2) Periodontopático

C) EM FUNÇÃO DAS PROPRIEDADES DE ADERÊNCIA

1) Aderente

2) Não aderente

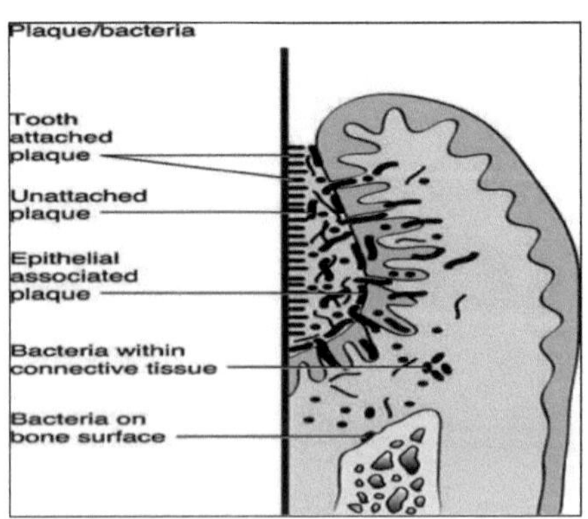

FIGURA 2

1. PLACA SUPRA-GENGIVAL

A placa supragengival é facilmente detetável a olho nu depois de atingir uma determinada espessura. Isto ocorre em 1 a 2 dias em áreas onde a placa não é removida intencionalmente ou por forças de mastigação e outras funções orais. São amarelas ou esbranquiçadas e frequentemente mais espessas ao longo do terço gengival do dente e nas áreas interproximais, quando demasiado escassas para serem detectadas, a presença de placa dentária pode ser determinada através da utilização de uma solução reveladora. A placa supragengival encontra-se normalmente na zona gengival 3rd da coroa, uma área que não é naturalmente auto-limpante. Além disso, os depósitos de placa estão regularmente presentes em poços, fissuras e irregularidades, tais como fendas ou ondulações da superfície.[36, 37, 38, 39]

2. PLACA SUB-GENGIVAL

A natureza dos organismos que colonizam o sulco gengival e a bolsa periodontal difere da dos organismos encontrados na placa supragengival. As células epiteliais e inflamatórias e os produtos finais bacterianos influenciam o estabelecimento e as proporções relativas dos microrganismos subgengivais nestes locais mais profundos.[37,38]

Os depósitos subgengivais podem ser detectados após a remoção da bolsa, raspando a superfície radicular com uma sonda ou um raspador. Existem vários procedimentos de amostragem para a avaliação microbiana da flora periodontal que requerem a recolha de amostras da placa subgengival com pontas de papel estéril absorvente ou com outros dispositivos de amostragem, tais como amostras subgengivais que são depois avaliadas microbiologicamente, através de cultura ou de testes rápidos utilizando anticorpos específicos ou sondas de ácidos nucleicos para detetar o seu conteúdo em agentes patogénicos periodontais.

(i) Placa anexa

(a)Placa subgengival associada ao dente: -

Semelhante à estrutura da placa supragengival, é densamente compactada e as bactérias estão adjacentes ao material crevicular que cobre a superfície do dente. Nas camadas internas, próximas à superfície dentária, a flora é dominada por bastonetes e cocos gram positivos, como Streptococcus mitis, S.sanguis, Eubacterium, Bifidobacterium, Actinomyces viscosus, A naeslundii, Propronibacterium, bacterionema matruchotti e outras espécies. Nesta porção apical, os organismos filamentosos são em menor número e o depósito bacteriano é dominado por bastonetes gram-negativos, em maior ampliação é composto por organismos cocais e filamentosos alinhados em ângulo reto com as superfícies dentárias.[49]

(b) Placa subgengival associada a epitélio

O componente frouxamente aderente da placa subgengival está localizado em associação direta com o epitélio gengival, estendendo-se desde a margem gengival até ao epitélio juncional. Estudos culturais sugerem que espécies de bacteroides, capnocytophaga, selenomonas, camphylobacter e Actinobacillus de pigmentação negra estão presentes em várias concentrações. Várias investigações sugeriram que a placa bacteriana adjacente ao sulco e ao epitélio juncional pode ser a frente de avanço da lesão periodontal. Assim, está associada a uma rápida destruição periodontal. Além disso, a cárie radicular subgengival resulta do contacto com a superfície radicular40·

FORMAÇÃO/DESENVOLVIMENTO DE PLACA BACTERIANA:

FIGURA 3:- REPRESENTAÇÃO ESQUEMÁTICA DA ORGANIZAÇÃO DO BIOFILME[6,7,8]:

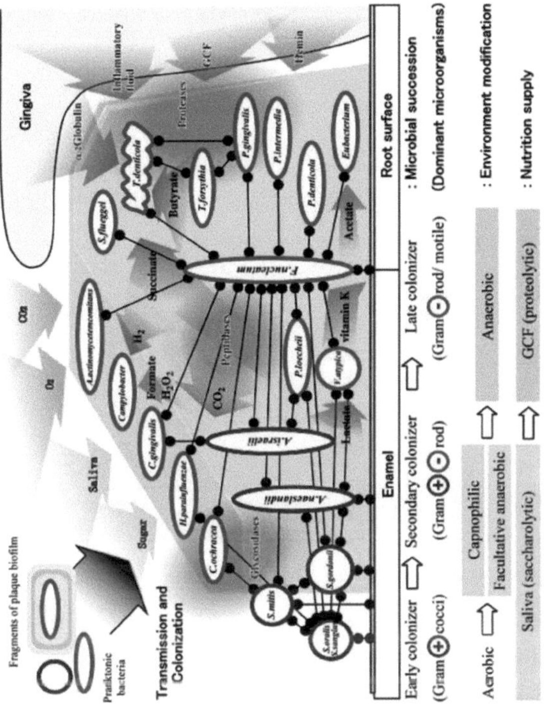

Os aspectos ultra-estruturais na dinâmica de crescimento da placa dentária são importantes, especialmente as alterações observadas em 24 horas. Após 1 dia, o termo biofilme é totalmente merecido. A densidade bacteriana começa a aumentar e verifica-se um aumento acentuado na taxa de crescimento da população bacteriana. Após três dias, verifica-se um aumento da espessura da placa dentária. A placa dentária pode ser facilmente visualizada nos dentes após 1-2 dias sem medidas de higiene oral. A placa é branca, acinzentada ou amarela e tem um aspeto globular. A placa deposita-se preferencialmente em fendas, buracos e fissuras na estrutura dentária, restaurações suspensas e dentes desalinhados. O processo de formação da placa bacteriana pode ser dividido em três fases.[7] (Fig. 3)

FASE I - FORMAÇÃO DA PELÍCULA DENTÁRIA

Definição: A película aparece como uma camada homogénea entre a placa bacteriana e o mineral do dente. A espessura da película varia entre cerca de 1-10 microns, sendo mais fina nas superfícies oclusais devido à abrasão. É formada pela adsorção selectiva de proteínas e glicoproteínas salivares ao dente.

Formação da película [7,8]

A película é derivada de componentes da saliva e do fluido crevicular, bem como de produtos e resíduos celulares de bactérias e tecidos do hospedeiro.

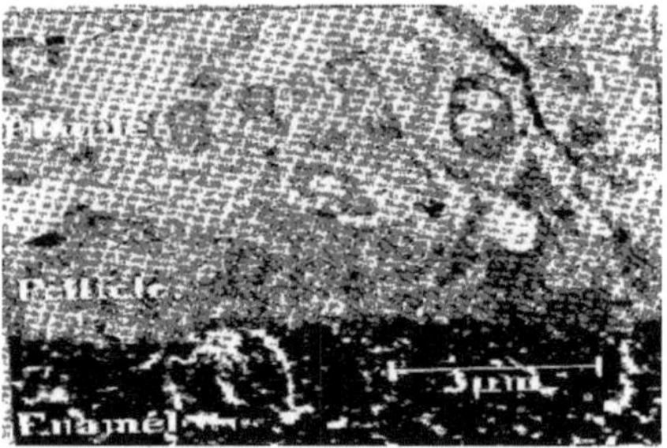

FIGURA 4 PELÍCULA DENTÁRIA

Isto resulta das interações electrostáticas iónicas entre os iões de cálcio e os grupos fosfato na superfície do esmalte e os grupos de carga oposta nas macromoléculas salivares. A estrutura da película é heterogénea. A espessura média da película varia entre cerca de 100nm às 2 horas e 500 a 1000nm às 24 a 48 horas.

Classificação- Com base na **localização-**

Tipo subsuperficial, também designado por "película dendrítica", caracterizado pela presença de processos que se estendem 1 a 3 microns para dentro de defeitos na superfície do esmalte, na maioria das vezes interproximalmente.

Tipo de superfície - 0,2 M de espessura e cobre a maior parte das superfícies vestibulares, labiais e palatinas dos dentes. A película superficial nas superfícies lingual e palatina dos dentes é geralmente calcificada e só raramente tem microrganismos associados.

Tipo manchado - 1 a 10 μ ou mais de espessura e pode ser observado a olho nu.

(i) **Aderência bacteriana através de interações electrostáticas.**

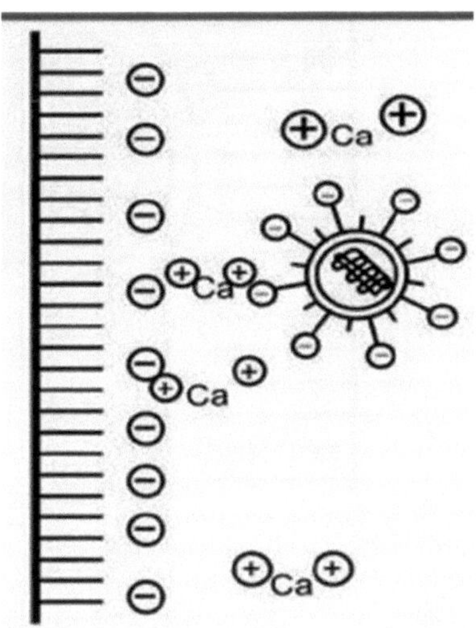

Forças electrostáticas: as bactérias orais têm uma carga líquida global negativa, provavelmente devido à orientação para o exterior dos componentes da parede celular, tais como resíduos aniónicos nas glicoproteínas de superfície. A fixação bacteriana à película de esmalte pode ocorrer através de atracções electrostáticas em que os constituintes da superfície dentária carregados negativamente se ligam através de catiões como o cálcio. As forças repulsivas electrostáticas são ultrapassadas pelos apêndices bacterianos, como as fímbrias e os flagelos, que se estendem aproximadamente 10-20 nm a partir da parede celular bacteriana, permitindo a formação de pontes catiónicas ou outro mecanismo adesivo. A adesão bacteriana é um processo muito complexo; condições como o pH e a força iónica têm efeitos variáveis na adesão bacteriana. [4,6, 7.]

(ii) Ligação bacteriana através de interação hidrofóbica

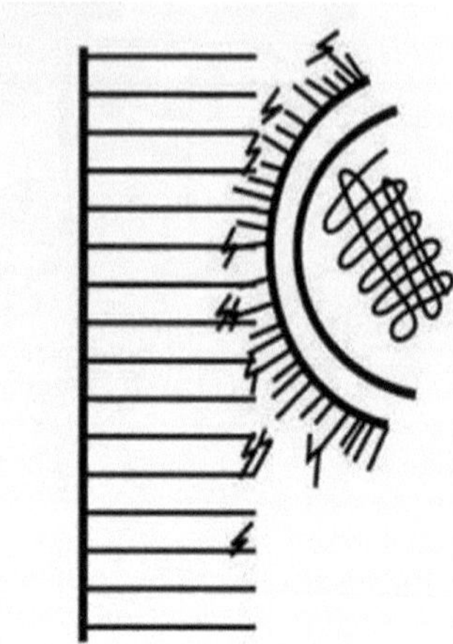

INTERACÇÕES HIDROFÓBICAS:-

A associação hidrofóbica baseia-se num ajuste estrutural estreito entre as moléculas. A natureza dos constituintes da parede celular bacteriana que contribuem para a hidrofobicidade da célula não é claramente conhecida, embora várias bactérias orais possuam propriedades de superfície hidrofóbicas. Um fator que pode contribuir para isso é o ácido lipoteicóico (LTA) com o seu polímero linear hidrofílico de glicerofosfato e uma cauda não polar de ácidos gordos que proporcionam uma longa área hidrofóbica .[4]

Forças de longo alcance - As bactérias podem ser consideradas como partículas coloidais vivas e, como tal, obedecem às leis da físico-química. Se uma partícula coloidal se aproxima de uma superfície, interage com essa superfície através de duas forças: Forças de Vander Waals (a primeira força a tornar-se ativa a distâncias superiores a 50 mm) e forças electrostáticas (a uma maior aproximação).

Forças de Vander Waal

Foram identificados 3 tipos

1) Quando dois átomos se aproximam um do outro até um certo intervalo de separação, atraem-se mutuamente devido a uma indução instantânea de dipolos (mudança relativa da posição dos electrões em relação aos neutrões)

2) Quando uma molécula (que normalmente possui um dipolo) reage com um átomo, cria-se uma situação de dipolo-dipolo (forças de Debye)

3) Quando duas moléculas se aproximam uma da outra, surge uma interação dipolo-dipolo (força de Kessons). [4,6]

Forças electrostáticas

As partículas carregadas na água serão neutralizadas por uma camada contra-carregada que se encontra difusamente distribuída à volta da partícula (a dupla camada eléctrica ou camada de popa). Quando a dupla camada de uma partícula se sobrepõe à dupla camada da superfície, cria-se uma interação eletrostática. Se ambas as superfícies tiverem a mesma carga, a interação eletrostática será de natureza repulsiva. Se ambas as estruturas tiverem uma carga oposta, ocorrerá uma atração. A energia destas interações electrostáticas é determinada pelo potencial zeta. (parâmetro de carga eletrostática) .[4]

Interações de curto alcance: Se uma partícula consegue atingir o mínimo primário (<2nm da superfície), um grupo de forças de curto alcance (por exemplo, ligação de hidrogénio, formação de pares de iões, interação estérica, interação de ponte) domina a interação adesiva e determina a força da adesão.

(iii) Ligação bacteriana através de substâncias específicas semelhantes a lectinas

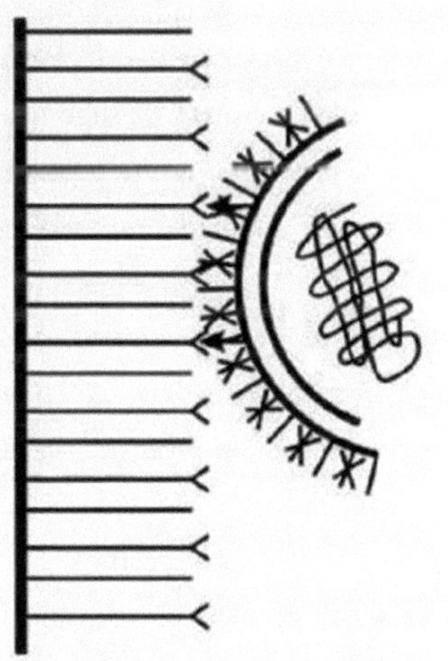

As lectinas presentes nas superfícies bacterianas reconhecem estruturas específicas de hidratos de carbono na película e ligam-se a elas. Algumas possuem ligações específicas como as fímbrias. A atividade das bactérias muda quando se fixam. Estas possuem um crescimento celular ativo e a síntese de uma nova membrana externa da bactéria. A massa bacteriana aumenta e ocorre a adesão de novas bactérias. Com o aumento da espessura, a difusão no biofilme torna-se difícil. Um gradiente de oxigénio desenvolve-se rapidamente com a rápida utilização das bactérias superficiais. A difusão do oxigénio na camada inferior do biofilme é deficiente - desenvolve-se uma condição anaeoróbica.

FASE II - COLONIZAÇÃO INICIAL DA SUPERFÍCIE DENTÁRIA

Cutícula dentária

A coroa de um dente recém-erupcionado é coberta por uma membrana delicada chamada cutícula do esmalte. Trata-se de uma estrutura acelular fina, com uma matriz homogénea, por vezes encerrada em limites lineares claramente demarcados. Toda a cutícula do esmalte constitui a membrana de Nasmyth, composta por uma parte celular segregada pelos ameloblastos e por uma parte celular sobrejacente constituída por epitélios reduzidos do esmalte.[6,7] Está dividida em

1) Cutícula primária

2) Cutícula secundária.

Cutícula primária - A cutícula primária é formada pelos ameloblastos, mede cerca de 1 mícron de espessura e separa o epitélio reduzido do esmalte da superfície do esmalte. Talvez controle o carácter iónico das hastes de esmalte através do controlo da seleção e da taxa de troca iónica ou molecular. Cutícula secundária - É a parte celular que se tornou queratinizada. Quando se combina com a cutícula cementária, forma a cutícula dentária que cobre não só o esmalte, mas também parte do cemento. Mede cerca de dez microns de espessura. As bactérias são encontradas na película dentária em poucas horas. A colonização bacteriana inicial é predominantemente por microrganismos gram-positivos facultativos, como Actinomyces viscosus, streptococcus sanguis, streptococus mitis, streptococus oralis. Estes microrganismos aderem à película através de uma molécula específica - **a adesina** - nas superfícies bacterianas. A capacidade das bactérias de aderir à película é o fator mais importante que determina a colonização do dente por bactérias.[25]

Caraterísticas físico-químicas da aderência bacteriana

A superfície do dente também tem uma carga negativa e repele a célula (Marsh 1980).[25] No entanto, as células são ainda influenciadas por forças electrodinâmicas ou forças de Vander waals. As forças atractivas e repulsivas favorecem a separação das bactérias a distâncias específicas da superfície do dente. Quando o glicocálix entra em contacto com a superfície do dente, podem estabelecer-se outras forças atractivas, tais como a ligação de hidrogénio, a formação de iões e a interação dipolo-dipolo. Os pili ou fímbrias bacterianos são geralmente suficientemente longos para sobressaírem para além do glicocálix e, por conseguinte, ajudam a ligar o espaço de separação e a estabelecer o contacto entre as bactérias e a superfície do dente.[40]

FASE III - COLONIZAÇÃO SECUNDÁRIA E MATURAÇÃO DA PLACA

Os colonizadores secundários são

- Prevotella intermedia
- Prevotella Loescheii
- Espécies de Capnocytophaga
- Fusobacterium nucleatum

A capacidade de aderência de diferentes espécies e géneros de microrganismos da placa bacteriana entre si através de um processo denominado Coagregação. O processo ocorre através da interação estereoquímica altamente específica de moléculas de proteínas e hidratos de carbono localizadas na superfície das células bacterianas[26,25]

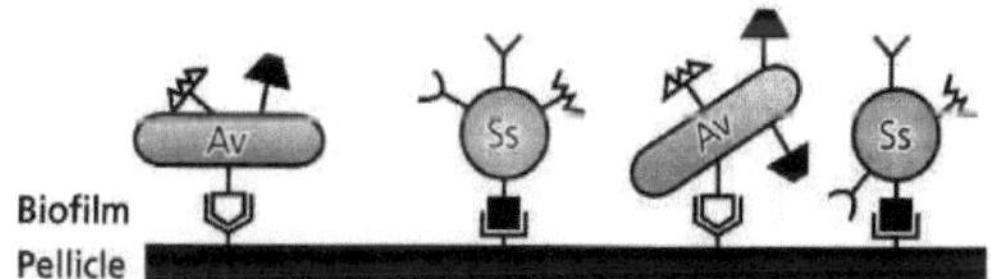

Colonização primária por bactérias facultativas predominantemente Gram positivas

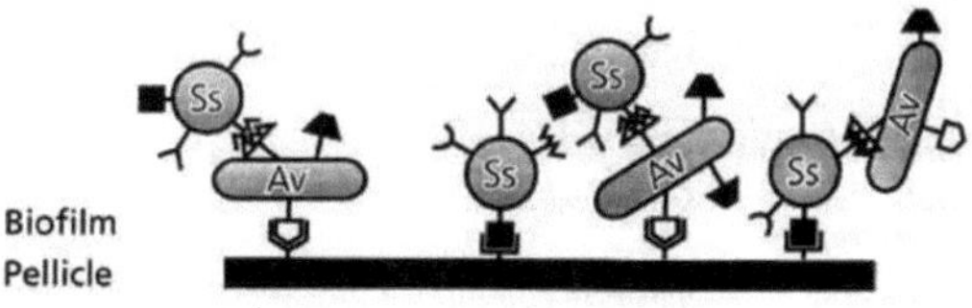

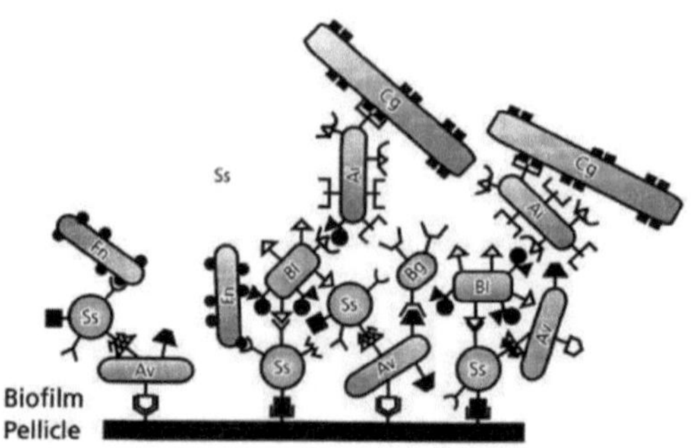

Colonização secundária predominantemente por organismos anaeróbios Gram-negativos

Importância da co-agregação

A co-agregação entre pares de micróbios orais, ou seja, as interações entre dois microrganismos de estirpes ou espécies diferentes em suspensão (Kolenbrander 1992), tem sido amplamente estudada e pode ser considerada como um mecanismo através do qual os microrganismos são eliminados da cavidade oral. Infelizmente, os pares de co-agregação têm geralmente também o potencial de co-aderir (sendo a co-adesão definida como a interação entre microrganismos sésseis aderentes e um organismo planctónico de uma estirpe ou espécie diferente).[50]

Maturação da placa

Listgarten et al estudaram espécimes de placa até aos 2 meses de idade. O processo de maturação inclui[63]

(i) Crescimento e coalescência das colónias de placas discretas originais.

(ii)Crescimento aposicional contínuo por aderência à superfície do dente e da placa bacteriana de organismos adicionais.

(iii) Aumento da complexidade da flora da placa bacteriana.

(iv) Acumulação de sais inorgânicos com conversão da placa bacteriana em cálculo.

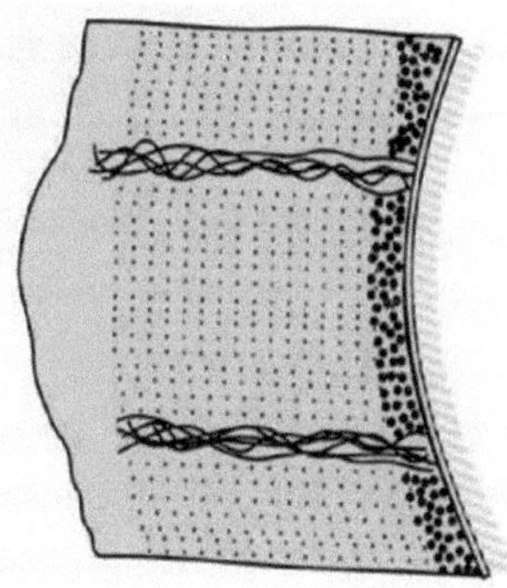

FIGURA 5 PLACA DE MATURIDADE

O desenvolvimento e as propriedades da placa madura: Na placa recém-formada, a matriz tem uma estrutura relativamente solta e aberta, mas à medida que a placa envelhece, a matriz forma uma malha compacta de proteínas e polissacarídeos emaranhados, com espaço limitado para a penetração de outras moléculas. A exclusão molecular é responsável pela porção desigual de moléculas na boca. As proteínas da matriz actuam como polielectrólitos e a sua ionização dependerá do pH do ambiente local. Assim, a matriz actua como um sistema de filtração de gel e como um permutador de iões e o movimento dos iões carregados dependerá da densidade de carga local. As pequenas moléculas neutras do substrato, como os açúcares e a ureia, difundem-se facilmente na placa, enquanto as pequenas moléculas carregadas, como os ácidos orgânicos e os iões de amónio, que são produtos comuns do metabolismo bacteriano, podem ser retidas pela matriz. Esta retenção física de água permite que as bactérias existam em isolamento parcial será regida por variações regionais na composição da placa, que por sua vez depende da variação da sua idade e espessura .[50]

ESTRUTURA DA PLACA DENTÁRIA SUPRAGENGIVAL

A placa supra-gengival demonstra tipicamente uma organização estratificada dos morfotipos bacterianos. Os cocos G +ve e os bastonetes curtos predominam na superfície do dente, enquanto os bastonetes Gram - ve e os filamentos, bem como as espiroquetas, predominam na superfície externa da massa de placa madura. As interações célula-célula altamente específicas são evidentes nas estruturas "corn cob". Foram observadas formações de "corn cob" entre células bacterianas em forma de bastonete (por exemplo, Bacterionema materuchotti ou F. nucleatum) que formam o núcleo interno da estrutura e células cócicas (por exemplo, estreptococos ou P. gingivalis) que se fixam ao longo da superfície da forma de bastonete.[40,49] Os factores que modificam o número de bactérias nos depósitos iniciais de placa na presença de gengivite interagem com a taxa de formação da placa. O crescimento da placa também pode ser iniciado por microorganismos alojados em irregularidades minúsculas, nas quais estão protegidos da limpeza natural da superfície do dente. As bactérias que estão presas à película podem começar a proliferar e formar pequenas colónias de organismos morfologicamente semelhantes. Também existem outros tipos de organismos, que proliferam numa região adjacente, resultando numa mistura de diferentes organismos. Além disso, alguns organismos parecem ser capazes de crescer entre colónias já estabelecidas. Finalmente, é provável que aglomerados de organismos de diferentes espécies se fixem na superfície do dente ou nos microrganismos já fixados, contribuindo para a composição da placa bacteriana. O material presente entre as bactérias na placa dentária é designado por matriz inter-microbiana e representa aproximadamente 25% do volume da placa. Três fontes podem contribuir para a matriz inter microbiana, nomeadamente os organismos da placa, a saliva e os exsudados gengivais. As bactérias produzem vários polímeros de hidratos de carbono extracelulares, que servem como armazenamento de energia ou como material de ancoragem para assegurar a sua retenção na placa bacteriana.[41,42] Um componente fibrilar é frequentemente observado na matriz entre os cocos G + ve e está de acordo com o facto de vários estreptococos orais sintetizarem levanos e glucanos a partir da sacarose da dieta. Noutras regiões, a matriz apresenta-se granular ou homogénea. Em partes da placa com a presença de organismos G-ve, a matriz inter microbiana é regularmente caracterizada pela presença de pequenas vesículas rodeadas por uma membrana trilaminar, cuja estrutura é semelhante à do invólucro exterior da parede celular dos microrganismos G-ve. Estas vesículas contêm provavelmente endotoxinas e enzimas proteolíticas e podem também estar envolvidas na adesão entre bactérias. Estudos indicam que as proteínas e os hidratos de carbono constituem a maior parte do material orgânico, enquanto os lípidos aparecem em muito menor quantidade. Os hidratos de carbono são uma importante fonte de energia e também formam o esqueleto da matriz. Os frutanos (levanos) e os glucanos são poucos hidratos de carbono. Os frutanos são sintetizados na placa a partir da sacarose da dieta e fornecem armazenamento de energia, que pode ser utilizada pelos microrganismos quando o fornecimento de açúcar é baixo. Outro glucano é o mutano, que não é facilmente degradado, mas actua principalmente como um esqueleto na matriz, da mesma forma que o colagénio estabiliza a substância intercelular do tecido conjuntivo. Foi sugerido que estes polímeros de hidratos de carbono podem ser responsáveis pela mudança de uma adesão reversível para uma irreversível das bactérias da placa bacteriana. A pequena quantidade de lípidos na matriz da placa bacteriana ainda não está, em grande parte, caracterizada. Parte do conteúdo lipídico encontra-se nas pequenas vesículas extracelulares, que podem conter endotoxinas lipopolissacáridas de bactérias G-ve. [49,50]

PLACA SUBGENGIVAL

Os parâmetros ambientais da região subgengival diferem dos da supragengival. A fenda gengival é banhada pelo fluxo de fluido crevicular, que contém muitas substâncias que as bactérias podem utilizar como nutrientes. É provável que as células inflamatórias e os mediadores do hospedeiro tenham uma influência considerável no estabelecimento e crescimento das bactérias nesta região. A placa subgengival pode ser dividida em três tipos: aderida, não aderida e associada ao epitélio.

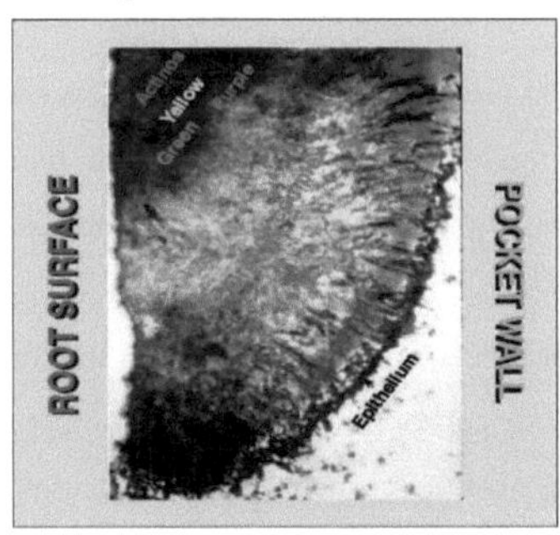

FIGURA 7 PLACA SUBGENGIVAL

A placa subgengival aderente está associada ao dente e é predominantemente composta por bastonetes e cocos G-ve. Considera-se que as suas populações sobrevivem em condições de nutrição limitada e estritamente anaeróbias e são relativamente estáveis na placa subgengival.[37] Os microrganismos Gram-ve e os bastonetes móveis estendem-se até à fronteira da placa apical, que parece ser a mais bioactiva porque uma grande quantidade de fluido gengival inflamatório é excretada do tecido periodontal. P.gingivalis & T denticola - os membros dominantes da placa não aderente são considerados indutores e aceleradores da inflamação como agentes patogénicos do periodonto. A placa associada ao epitélio está fracamente ligada ao epitélio gengival e é constituída por bastonetes G-ve e móveis. A coloração imunológica revelou que a prevotella nigrescens /prevotella intermedia é um dos principais membros da placa associada ao epitélio. Considera-se que a placa associada ao epitélio desempenha um papel importante na patogénese periodontal e está especialmente envolvida na invasão bacteriana do tecido conjuntivo. Existe também uma zona livre de placa (ZLP) entre o limite apical avançado da placa e os anexos epiteliais. Considera-se geralmente que poucas bactérias estão presentes na ZLP.[43]

Estudos recentes descobriram que pequenos agregados bacterianos, que são chamados de ilhas, podem ser observados por microscopia eletrónica de varrimento. Identificaram P.Gingivalis, T.denticola e Actinomyces viscous em mais de metade das amostras de PFZ investigadas como colonizadores primários. A microscopia eletrónica de varrimento também mostrou que as bactérias do bordo apical têm a mesma morfologia que as do PFZ. Estas descobertas sugerem que as bactérias na PFZ podem ser patógenos críticos de periodonto na área de fronteira das placas apicais.[48]

PROPRIEDADES FISIOLÓGICAS DA PLACA DENTÁRIA-

A transição de microrganismos G+ve para G-ve observada no desenvolvimento estrutural da placa dentária é paralela a uma transição fisiológica na placa em desenvolvimento. Os primeiros colonizadores (por exemplo, estreptococos e espécies de actinomicetos) utilizam oxigénio e diminuem o potencial de redução-oxidação do ambiente, o que favorece o crescimento de espécies anaeróbias. As espécies G +ve utilizam os açúcares como fonte de energia e a saliva como fonte de carbono. As bactérias que predominam na placa bacteriana madura são anaeróbias e asacarolíticas, utilizam aminoácidos e pequenos péptidos como fontes de energia. Estudos laboratoriais demonstraram muitas interações fisiológicas entre as diferentes bactérias encontradas na placa dentária. O lactato e o formiato são subprodutos do metabolismo dos estreptococos e das espécies de actinomicetos e podem ser utilizados no metabolismo de outros microrganismos da placa bacteriana. O crescimento de P.gingivalis é reforçado por subprodutos metabólicos produzidos por outros microrganismos, como o succinato de C.Ochracea e o protoheme de campylobacter rectus. O ferro hemínico proveniente da decomposição da hemoglobina do hospedeiro pode ser importante no metabolismo do P. Gingivalis. O aumento das hormonas esteróides está associado a um aumento significativo da proporção de P.intermedia encontrada na placa subgengival. Estas independências nutricionais são provavelmente críticas para o crescimento e sobrevivência dos microrganismos na placa dentária e podem explicar parcialmente a evolução de interações estruturais altamente específicas observadas entre as bactérias na placa[16, 17, 20,21].

CRESCIMENTO E INIBIÇÃO:-O crescimento bacteriano é o fator primário que governa a abundância relativa das diferentes bactérias. Os tempos de duplicação da placa são rápidos no início do desenvolvimento e mais lentos nas películas mais maduras.[42]

As taxas de crescimento da placa são complexas e não seguem as obtidas a partir de culturas planctónicas ou suspensas. Isto é consistente com a estrutura dos biofilmes bacterianos, que contêm áreas de biomassa bacteriana alta e baixa entrelaçadas com canais aquosos de diferentes tamanhos, que fornecem nutrientes para a colónia bacteriana e facilitam o movimento de produtos residuais metabólicos dentro da colónia.

- As condições únicas de cooperação fisiológica que existem no biofilme desempenham um papel na produção de biomassa bacteriana.
- Os blooms bacterianos ou períodos em que espécies específicas ou grupos de espécies crescem a taxas rapidamente aceleradas foram registados invitro e acredita-se que ocorram in vivo.
- A FBC é o principal componente nutricional encontrado neste ecossistema, sendo responsável pela predominância de uma espécie sacarolítica.
- Além disso, foi sugerida a cooperação entre espécies no metabolismo da alfa-gingipaína em proteínas digeridas.[47]

INIBIÇÃO DO HOSPEDEIRO

O crescimento da placa supra-gengival, estando localizado em contraste com a cavidade oral, está sujeito a uma maior abrasão intra-oral, o que restringe a sua acumulação líquida. Além disso, este biofilme está sujeito ao fluxo caraterístico da saliva e dos componentes de defesa do hospedeiro. A saliva contém imunoglobinas secretoras A (IgA), lactoferrina, lisozima e peroxidases que apresentam um amplo espetro de atividade antimicrobiana e servem para limitar tanto a colonização como a disseminação do biofilme bacteriano supra-gengival. A saliva também contém proteínas antimicrobianas, das quais as mais notáveis são as histatinas, que contêm atividade antifúngica e antibacteriana. Estes componentes actuam em sinergia para limitar o crescimento bacteriano.[57]

MODO DE FIXAÇÃO

Todas as células vivas têm uma carga negativa e repelem-se umas às outras electrostaticamente. Isto também se aplica às superfícies dentárias. Outra força que actua sobre estas células é a força de Vander Waals, que é atractiva por natureza e tem um alcance maior do que as forças repulsivas. Estas duas forças juntas mantêm um espaço entre o dente e as bactérias.

Este intervalo é influenciado pela presença de iões.[49,51]

(i) O pH ácido reduz o intervalo.

(ii) O glicocálix tem uma extensão hidrofílica que preenche a lacuna e entra em contacto com o dente.

(iii) As fímbrias bacterianas são suficientemente longas para sobressaírem para além do glicocálix e ajudam a estabelecer contacto com o dente.

-A fixação ao dente é favorecida por moléculas chamadas adesinas nas bactérias, que reconhecem moléculas receptoras específicas no dente. Estão normalmente localizadas nas fímbrias.

FACTORES QUE FAVORECEM A FORMAÇÃO DE PLACAS[25,39]

Concorrência por nutrientes

A placa supragengival obtém os nutrientes da saliva e a dieta influencia a placa apenas se o teor de sacarose for muito elevado. Quantidades elevadas de sacarose favorecem a produção de polissacáridos intracelulares e extracelulares pelos estreptococos para serem utilizados como nutrientes na ausência de sacarose. Isto resulta numa placa pegajosa e tenaz que é resistente às medidas normais de higiene oral. A placa subgengival recebe nutrientes do fluido crevicular, que fornece um abastecimento constante de proteínas e factores de crescimento específicos. Assim, os microrganismos subgengivais são maioritariamente proteolíticos e asacocorticos. A placa bacteriana contém uma rede complexa de cadeias alimentares que ligam todas as espécies. As espécies que são capazes de degradar os polissacáridos fornecem uma fonte constante de nutrientes aos seus concorrentes. Os nutrientes que não são completamente utilizados por uma espécie podem ser utilizados por outra.

Pressão populacional

As bactérias integram-se num ecossistema estável por adesão, competição por nutrientes e interdependência. Isto resulta na exploração máxima do espaço e dos nutrientes disponíveis pelas espécies existentes, o que se designa por pressão populacional. Isto impede a colonização e o estabelecimento de novas espécies.

Factores externos para a formação de placas

A placa dentária pode formar-se nos dentes humanos na ausência de ingestão oral de alimentos. Por outro lado, a dieta pode modificar tanto a quantidade de placa formada como a sua composição. A dieta pode atuar de 2 formas.

(i) Com uma mastigação vigorosa, pode ativar a ação de limpeza da saliva, dos lábios, das bochechas e da língua.

(ii) Pode favorecer a formação de placas.

Medidas de higiene oral - Tanto as medidas mecânicas como as químicas afectam a formação e a maturação da placa bacteriana.

Factores que favorecem a retenção da placa bacteriana

(i) Materia alba - Apesar de não possuir organização estrutural, actua como um ambiente favorável ao crescimento de microrganismos.

(ii) Detritos alimentares

(iii) Manchas dentárias ; devido à sua superfície rugosa, acumulam a placa bacteriana.

(iv) Depósitos calcificados como cálculos superficiais e subgengivais.

(v)Cáries

(vi) Cemento Esmalte Junção

(vii)Poços, fissuras e sulcos

(viii) Higiene oral incorrecta

(ix) Aglomeração

(x) Respiração pela boca

(xi) Factores iatrogénicos

(a) Margens salientes de restaurações

(b) Contactos interproximais abertos de restaurações

(c) Margens deficientes em coroas e outras restaurações

(d) Prótese mal adaptada

(e) Restaurações sobrecontornadas

(f) Fechos de próteses parciais

(g) Aparelhos ortodônticos

POTENCIAL PATOGÉNICO DA PLACA DENTÁRIA:

Este facto pode ser explicado por várias hipóteses. A gengivite está associada a um aumento geral da massa de placa em torno da margem gengival, que provoca uma resposta inflamatória do hospedeiro (incluindo um fluxo aumentado de FGC), enquanto níveis aumentados de bactérias anaeróbias obrigatórias, incluindo espécies proteolíticas Gram-negativas (especialmente Prevotella, Porphyromonas, Fusobacterium e Treponema), são recuperados das bolsas periodontais (Moore & Moore, 1994; Socransky et al., 1998). Estudos utilizando meios de cultura apropriados sugeriram que estes locais podem também ter níveis muito mais elevados de Eubacterium spp. (Uematsu & Hoshino, 1992).[26]

CRITÉRIOS DE IDENTIFICAÇÃO DE BACTÉRIAS[65]

Estes critérios foram desenvolvidos por Robert Koch no final do século XIX. Os critérios são os seguintes:

- Um organismo específico pode sempre ser encontrado em associação com uma determinada doença.
- O organismo pode ser isolado e cultivado em cultura pura no laboratório.
- A cultura pura produzirá a doença quando inoculada num animal suscetível.
- É possível recuperar o organismo em cultura pura a partir do animal infetado experimentalmente.

Os CRITÉRIOS DE SOCRANSKY[65] para os agentes patogénicos periodontais são os seguintes

- ASSOCIAÇÃO: Um agente patogénico deve ser encontrado mais frequentemente e em maior número nos estados de doença do que nos estados saudáveis

- ELIMINAÇÃO: A eliminação do agente patogénico deve ser acompanhada pela eliminação ou remissão da doença.

- RESPOSTA DO HOSPEDEIRO: Deve existir evidência de uma resposta do hospedeiro a um agente patogénico específico que está a causar danos nos tecidos

- FACTORES DE VIRULÊNCIA: Devem ser demonstradas as propriedades de um potencial agente patogénico que podem funcionar para danificar os tecidos do hospedeiro.

- ESTUDOS EM ANIMAIS: A capacidade de um agente patogénico putativo funcionar na produção de doenças deve ser demonstrada num sistema de modelo animal.

QUADRO 1

TABLE 6-2

Evidence Supporting a Role for A. actinomycetemcomitans and P. gingivalis as Pathogens in Periodontal Disease: Socransky's Criteria

Criterion	A. actinomycetemcomitans	P. gingivalis
Association	Increased in localized aggressive periodontitis (LAP) lesions	Increased in periodontitis lesions
	Increased in some chronic periodontitis lesions	Found associated with crevicular epithelium
	Detected in the tissues of LAP lesions	
Elimination	Suppressed or eliminated in successful therapy	Suppressed or eliminated in successful therapy
	Found in recurrent lesions	Found in recurrent lesions
Host response	Increased serum and local antibody levels in LAP	Increased systemic and local antibody levels in periodontitis
Animal studies	Capable of inducing disease in gnotobiotic rats	Found to be important in experimental mixed infections and in periodontitis in the cynomolgus monkey
Virulence factors	Host tissue cell invasion, leukotoxin, collagenase, endotoxin (LPS), epitheliotoxin, fibroblast inhibiting factor, bone resorption-inducing factor	Host tissue cell adherence and invasion, collagenase, trypsin-like enzyme, fibrinolysin, phospholipase A, phosphatases, endotoxin (LPS), H_2S, NH_3, fatty acids, factors that affect PMN function

Adapted from Socransky SS, Haffajee AD: The bacterial etiology of destructive periodontal disease: Current concepts. J Periodontol 1992; 63:322.

HIPÓTESE DA PLACA NÃO ESPECÍFICA [65, 66, 67]

A hipótese da placa bacteriana inespecífica foi deduzida em 1976 por Walter Loesche, um investigador da Universidade de Michigan. A hipótese da placa não específica defende que a doença periodontal resulta da elaboração de produtos nocivos por toda a flora da placa. De acordo com este pensamento, quando apenas pequenas quantidades de placa estão presentes, os produtos nocivos são neutralizados pelo hospedeiro. Do mesmo modo, uma grande quantidade de placa produziria grandes quantidades de produtos nocivos, o que essencialmente sobrecarregaria as defesas do hospedeiro. Inerente à hipótese da placa não específica está o conceito de que o controlo da doença periodontal depende do controlo da quantidade de placa acumulada. O tratamento da periodontite através do desbridamento e de medidas de higiene oral centra-se na remoção da placa bacteriana e dos seus produtos e baseia-se na hipótese da placa bacteriana não específica. Assim, embora a hipótese da placa bacteriana não específica tenha sido descartada em favor da hipótese da placa bacteriana específica, grande parte do tratamento clínico ainda se baseia na hipótese da placa bacteriana não específica.

HIPÓTESE DA PLACA ESPECÍFICA [67, 68]

A hipótese da placa específica foi delineada em 1976 por Walter Loesche. A hipótese da placa bacteriana específica afirma que apenas determinada placa bacteriana é patogénica e que a sua patogenicidade depende da presença ou do aumento de microrganismos específicos. Este conceito prevê que a placa bacteriana que alberga agentes patogénicos bacterianos específicos resulta em doença periodontal, porque estes organismos produzem substâncias que medeiam a destruição dos tecidos do hospedeiro.
A aceitação da hipótese da placa bacteriana específica foi estimulada pelo reconhecimento do Actinobacillus actinomycetemcomitans como agente patogénico na periodontite juvenil localizada.

Socransky (1979) abandonou a versão moderna da teoria específica. Afirma que as doenças periodontais podem ser iniciadas por um número de espécies diferentes em vez de um único agente patogénico periodontal. Ele afirma que 6-12 espécies bacterianas podem ser responsáveis pela maioria dos casos de periodontite destrutiva. Todas as placas bacterianas podem contribuir para o potencial patogénico da flora subgengival, em maior ou menor grau, devido à sua capacidade de colonizar e escapar às defesas do hospedeiro, provocando inflamação e danos nos tecidos. Qualquer composição de placa bacteriana em quantidade suficiente no sulco gengival causa gengivite, mas só em alguns casos conduz a periodontite destrutiva. O aumento da virulência da flora subgengival parece dever-se ao aparecimento de uma ecologia da placa bacteriana desfavorável ao hospedeiro, mas favorável ao crescimento de bactérias com potencial patogénico.

HIPÓTESE DA PLACA ECOLÓGICA [51, 53]

A composição bacteriana da placa bacteriana mantém-se relativamente estável apesar da exposição regular a pequenas perturbações ambientais. Esta homeostase microbiana deve-se a um equilíbrio dinâmico de interações microbianas sinérgicas e antagónicas. Marsh 1991 [40,49] - uma alteração num fator (ou factores) ambiental chave desencadeará uma mudança no equilíbrio da microflora residente da placa bacteriana para uma composição de espécies associadas à doença. "O organismo associado às doenças pode também estar presente em locais sãos, mas em níveis demasiado baixos para serem clinicamente relevantes. A doença é o resultado de uma alteração no equilíbrio da microflora residente causada por uma mudança nas condições ambientais locais". Ex:- a exposição frequente da placa bacteriana a um pH baixo leva à inibição de espécies sensíveis ao ácido e à seleção de organismos com uma fisiologia acidúrica (estreptococos mutans e lactobacilos). Uma vez estabelecida num local, a microflora permanece relativamente estável ao longo do tempo, apesar de pequenas perturbações regulares no ambiente oral (Marsh 1989). Esta estabilidade (denominada "homeostase microbiana") não resulta de qualquer indiferença metabólica entre os componentes da microflora, mas sim de um equilíbrio dinâmico resultante de numerosas interações microbianas acopladas (Sanders e Sanders, 1984). A estabilidade microbiana é reforçada pelo desenvolvimento de inter-relações nutricionais, como as cadeias alimentares, e pela necessidade de colaboração microbiana no catabolismo de nutrientes endógenos complexos (Steeg et al 1988, S.Bradshaw et al 1994). Por vezes, a homeostase pode ser quebrada num local e pode ocorrer uma doença. A doença está associada a grandes mudanças no equilíbrio da microflora da placa bacteriana residente e a alterações no metabolismo num local na sequência de mudanças no habitat. A cárie dentária está associada a um aumento da frequência de consumo de açúcares fermentáveis na dieta, o que resulta num aumento do isolamento e das proporções de espécies acidogénicas e acidúricas, como os estreptococos mutans e os lactobacilos (Loesche 1986). Esta resposta leva a um aumento do fluxo de FGC que, para além de introduzir componentes da resposta do hospedeiro, também fornece uma nova fonte de potenciais nutrientes para a microflora. Em formas mais avançadas de doença periodontal, há um aumento significativo na prevalência de bacilos gram-negativos anaeróbios obrigatórios, especialmente espécies proteolíticas. Muitas destas bactérias não são detectadas na saúde ou estão presentes em níveis baixos (e clinicamente insignificantes).

O conceito de hipótese da placa ecológica afirma que

i) Existe uma relação direta entre o ambiente e o equilíbrio e comportamento da microflora residente na placa bacteriana.

ii) As alterações nesse ambiente podem levar à seleção ou ao enriquecimento de componentes anteriormente menores deste biofilme oral, e

iii)Este enriquecimento, que pode resultar em alterações clínicas nos tecidos do hospedeiro, levou a que fosse proposta uma hipótese modificada (a hipótese da placa ecológica, Marsh 1991,1994) para explicar a transição da microflora da placa de uma relação comensal para uma relação patogénica com o hospedeiro. A base desta hipótese é que a prevenção da doença pode ser conseguida não só através da inibição direta das bactérias causadoras, mas também através da identificação e controlo dos factores ecológicos/fisiológicos que podem levar a um certo grau de controlo sobre a composição da comunidade da placa bacteriana e levar à identificação de novas estratégias fisiológicas para manter as propriedades benéficas do biofilme. [51]

QUADRO 2:-

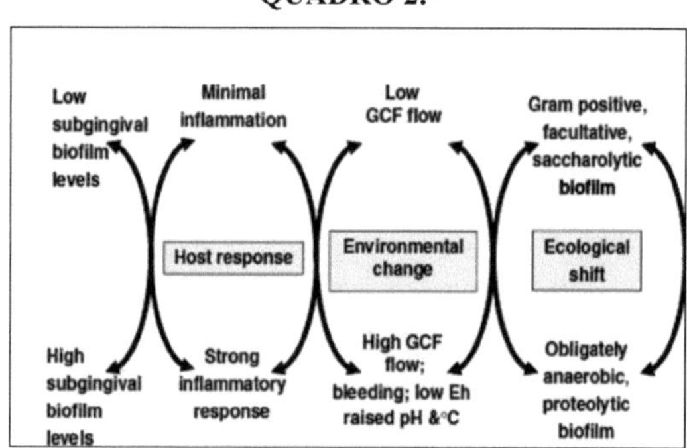

MUDANÇA DE VISÃO DA PLACA

Os investigadores têm tentado compreender a natureza microbiana das doenças orais. Ao longo dos últimos 120 anos, a sua visão da placa bacteriana e dos microrganismos que a constituem mudou de uma hipótese de placa não específica para uma hipótese de placa específica e de novo para uma teoria de agentes patogénicos periodontais não específicos na placa bacteriana. As alterações na forma como a placa bacteriana e os seus microrganismos são vistos afectam as estratégias utilizadas para prevenir e controlar as doenças periodontais. Recentemente, os investigadores consideram a placa bacteriana como um biofilme.[32]

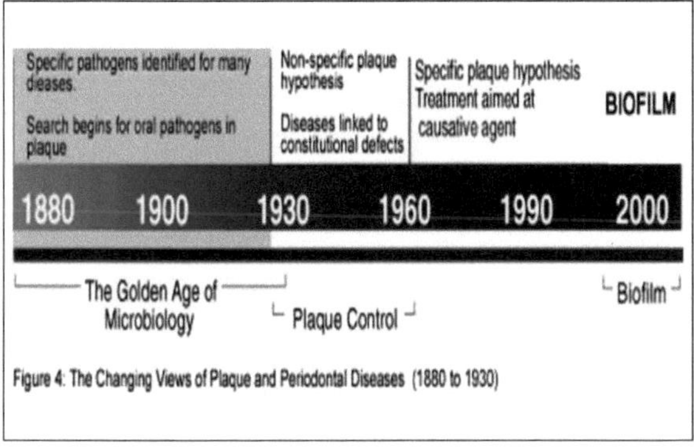

Figure 4: The Changing Views of Plaque and Periodontal Diseases (1880 to 1930)

QUADRO 4

É um facto conhecido que os investigadores dentários se encontram num dilema. Desde a descoberta das bactérias, não se sabe se são os agentes patogénicos específicos que causam a doença periodontal. Os investigadores procuraram uma causa única e específica para as doenças orais, partindo do princípio de que a placa bacteriana contém os microrganismos que causam a doença periodontal, e começaram a estudar a placa bacteriana para encontrar o agente causador. Utilizando várias técnicas disponíveis na altura (montagens húmidas ou microscopia de esfregaço corado), identificaram 4 grupos diferentes de agentes etiológicos periodontais para doenças periodontais: amebas, espiroquetas, formas de fungos e estreptococos. Pensou-se também que os irritantes mecânicos, como os cálculos e as restaurações excessivamente suspensas, desempenhavam um papel importante na patogénese da doença periodontal. Acreditavam também que toda a flora bacteriana da placa desempenhava um papel na destruição periodontal, em vez de bactérias específicas. Consideravam que toda a placa bacteriana era má e foram seguidas medidas rigorosas de controlo da placa bacteriana, que se tornaram o foco da terapia periodontal. O microscópio eletrónico confirmou a presença de espiroquetas no tecido conjuntivo e nos tecidos epiteliais de doentes com ANUG, em contraste com controlos saudáveis. Acreditando que existiam diferenças na peste provocada por espécies diferentes. Os cientistas voltaram novamente à procura de um agente patogénico microbiano periodontal específico e de um tratamento dirigido ao agente causador. Nos últimos anos, os investigadores dentários começaram a encarar a placa bacteriana como um biofilme. Este facto tem muitas implicações importantes para os esforços futuros de prevenção e tratamento. [27,32]

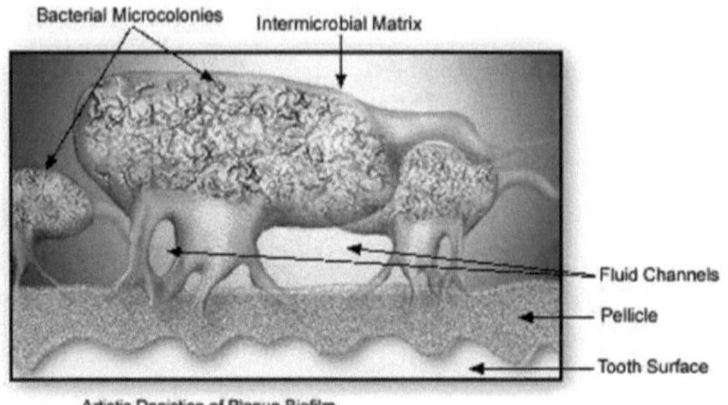

FIGURA 8 BIOFILME

A NATUREZA DOS BIOFILMES [58,59]

Os biofilmes são estruturas fascinantes e constituem o método de crescimento preferido de muitas, talvez da maioria das espécies de bactérias, o que confere várias vantagens às espécies colonizadoras.

Uma das principais vantagens é a proteção que o biofilme proporciona às espécies colonizadoras contra

- Microrganismos concorrentes, de factores ambientais como o mecanismo de defesa do hospedeiro.

- De substâncias potencialmente tóxicas no ambiente, como produtos químicos letais ou antibióticos.

- Os biofilmes também podem facilitar o processamento e a absorção de nutrientes, a alimentação cruzada (uma espécie fornece nutrientes a outra)

- Remoção de produtos metabólicos potencialmente nocivos (frequentemente através da utilização por outras bactérias)

- Desenvolvimento de um ambiente físico-químico adequado (por exemplo, um potencial de redução da oxidação corretamente reduzido).

O desenvolvimento de biofilmes pode ser comparado ao desenvolvimento de uma cidade, onde a colonização humana bem sucedida de um novo ambiente requer vários factores importantes, incluindo um fornecimento estável de nutrientes, um ambiente propício à proliferação e um ambiente com riscos potenciais limitados.[31]

Proteção contra outros potenciais colonizadores da mesma espécie, contra espécies exógenas e contra alterações súbitas e prejudiciais do ambiente. Os indivíduos da comunidade clímax de um biofilme/cidade florescente podem facilitar actividades conjuntas e viver num ambiente muito mais estável do que os indivíduos isolados. A comunicação entre as células bacterianas dentro de um biofilme é também necessária para o desenvolvimento ótimo da comunidade e é realizada através da produção de moléculas sinalizadoras como as que se encontram no "quorum sensing" ou talvez pela troca de informação genética. A sobrevivência a longo prazo da espécie humana num biofilme torna-se mais provável se essa espécie (ou o ser humano) colonizar vários locais. Assim, o desprendimento de células do biofilme e o estabelecimento num novo local é tão importante para a sobrevivência dos habitantes do biofilme como a migração de indivíduos e o estabelecimento de novas cidades para o ser humano.[33]

PLACA DENTÁRIA: UM BIOFILME ASSOCIADO AO HOSPEDEIRO[52,53,54]

"Os biofilmes são definidos como matrizes de populações bacterianas aderentes umas às outras e ou às superfícies ou interfaces". O revestimento microbiano da superfície dentária recém-limpa ocorre rapidamente, em poucas horas, formando-se uma película na superfície do dente que consiste em proteínas e glicoproteínas encontradas na saliva e no fluido crevicular. A capacidade de duas bactérias geneticamente distintas se reconhecerem e aderirem uma à outra foi relatada em 1970 e é designada por co-agregação, embora algumas bactérias possam ligar-se sem demonstrar co-agregação, a co-agregação baseia-se nas interações específicas de uma adesão proteica produzida por uma bactéria e um respetivo recetor de hidratos de carbono ou de proteínas encontrado na superfície de outra bactéria. As adesões podem ser ancoradas à membrana celular e os receptores são geralmente polissacáridos da parede celular que contêm unidades de repetição de sacarídeos específicos da estirpe. O resultado destas interações é a formação de um complexo de diferentes especificidades bacterianas ligadas umas às outras. Streptococcus e Fusobacterium são dois géneros que merecem uma atenção especial devido à frequência com que são encontrados em quase todas as amostras de placa dentária colhidas tanto de locais clinicamente saudáveis como de locais com doença. As espécies de Fusobacterium co-agregam-se com todas as outras bactérias examinadas até à data, bem como se ligam à estatherina, uma proteína encontrada na película. Por conseguinte, propõe-se que desempenhem um papel importante na formação de biofilmes. Black (1886) descreveu o isolamento e o cultivo de bactérias orais e, em 1889, Black, numa discussão de revisões das suas ideias, fez várias observações interessantes. "O Dr. Williams demonstrou a presença destes organismos na placa microbiana gelatinosa sobre os dentes, juntamente com os efeitos sobre o esmalte por baixo", que a única coisa necessária para o início da cárie é a formação de uma tal placa microbiana gelatinosa numa posição em que o seu ácido possa atuar sem perturbações demasiado frequentes.

HETEROGENEIDADE FISIOLÓGICA NOS BIOFILMES [52,58,59]

As células da mesma espécie microbiana podem apresentar estados fisiológicos muito diferentes num biofilme, mesmo que estejam separadas por apenas 10 microns. A utilização de microelectrodos demonstrou que o pH pode variar de forma notável em curtas distâncias dentro de um biofilme. A microscopia de excitação de dois fotões de uma placa in vitro constituída por 10 espécies intra-orais mostrou que era possível detetar um pH<3,0 adjacente a microcolónias com um pH superior a 5,0. O número de iões metálicos pode ser suficientemente diferente em diferentes regiões de um biofilme para que as diferenças na concentração de iões possam produzir diferenças de potencial mensuráveis. As células bacterianas no biofilme podem produzir enzimas como a β-lactamase contra antibióticos ou catalases ou superóxido dismutases por fagócitos, produzindo uma linha de defesa quase inexpugnável. As células bacterianas em biofilmes podem também produzir elastases e celulases, que se concentram na matriz local e produzem danos nos tecidos. A medição do oxigénio e de outros gases demonstrou que certas microcolónias são completamente anaeróbias, mesmo quando são compostas por uma única espécie e crescem em ar ambiente. Assim, afirma-se que as células sésseis que crescem em biofilmes mistos podem existir numa gama quase infinita de micro-habitats químicos e físicos dentro das comunidades microbianas.

COMPORTAMENTO BACTERIANO ESPECIAL NO BIOFILME DENTÁRIO

Deteção de quorum [53,54]

O quorum sensing nas bactérias "envolve a regulação da expressão de genes específicos através da acumulação de compostos de sinalização que medeiam a comunicação intercelular" (Prosser JI,1999). O possível papel do quorum sensing na influência das propriedades dos biofilmes foi sugerido pela primeira vez por Cooper et al. em 1995. O quorum sensing confere aos biofilmes as suas propriedades distintas, como a expressão de genes para a resistência aos antibióticos, encorajando o crescimento de espécies benéficas e desencorajando o crescimento de concorrentes. As bactérias Gram positivas comunicam geralmente através de pequenos péptidos difusíveis (Sturmeetal 2002), enquanto muitas bactérias Gram negativas segregam acil homoserina lactonas (White Head et al.2001), cuja estrutura varia consoante as espécies de bactérias que as produzem. O sistema autoindutor 2 (AI-2) permite a comunicação entre espécies. (Bassler1999)[67] A deteção de quorum depende da densidade celular. Com poucas células, os compostos de sinalização podem ser produzidos em níveis baixos; no entanto, a autoindução leva a um aumento da concentração à medida que a densidade celular aumenta e, quando os compostos de sinalização atingem um nível limite (densidade celular quorum), a expressão genética é activada. O termo quorum é utilizado para descrever este tipo de sistema de sinalização, uma vez que um certo número de microrganismos tem de estar presente para que o sinal seja detectado e para que a população responda ao sinal. O microrganismo apercebe-se deste aumento de concentração e, assim, detecta a presença da superfície que está a colonizar (Costerton 1999)[67] Vários microrganismos putativos periodontopatogénicos possuem actividades do tipo auto-indutor (Friaset al., 2001). O AI-2 é produzido por Porphyromonas gingivalis, Prevotella intermedia e Fusobacterium nucleatum (Frias et al., 2001). Mais recentemente, a análise da sequência de ADN confirmou a presença de homólogos altamente conservados do gene da AI-2 sintase, luxSin S.mutans(Wen e Burne, 2002; Merritt et al., 2003), S. gordonii (McNabet al., 2003), P. gingivalis (Chung et al., 2001; Frias et al.,2001; Burgess et al., 2002), e A. actinomycetemcomitans (Fong et al., 2001, 2003). Em P.gingivalis, a deficiência de AI-2 foi associada a uma expressão alterada de genes de virulência putativos, tais como os que codificam produtos envolvidos nas actividades de hemaglutinina e protease (Chung et al.,2001; Burgess et al., 2002). Em A.actinomycetemcomitans, o AI- 2 estimulou a produção de leucotoxinas (Fong et al., 2001) e esteve envolvido na limitação de ferro. Foi sugerido que análogos de moléculas de sinalização poderiam ser utilizados como novos agentes terapêuticos para manipular as propriedades do biofilme. O triclosan interfere com a síntese de precursores de homoserina lactonas, utilizados na deteção de quorum (Hoang & Schweizer, 1999), mas as bactérias orais não comunicam através deste sistema. Comunicam através dos péptidos estimuladores de competência (CSP) e das vias de sinalização do AI-2. Assim, o AI-2 pode representar um novo alvo atrativo para fins profilácticos. [54,62]

TRANSFERÊNCIA DE GENES

As células também comunicam umas com as outras nos biofilmes através da transferência horizontal de genes. Como se viu acima. Moléculas como a CSP aumentam significativamente a capacidade das células receptoras do biofilme para absorverem ADN (Li et al., 2002). Foi demonstrado que a conjugação, a transformação, a transferência de plasmídeos e o transposão ocorrem em biofilmes de espécies mistas que ocorrem naturalmente ou preparados in vitro. Foi demonstrada a transferência de transposões conjugativos que codificam a tetraciclina entre estreptococos em biofilmes modelo (Roberts etal 2001)[67]

A recuperação de bactérias residentes (s.mitis, s.oralis) e patogénicas (S.pneumoniae) da nasofaringe com genes de resistência aos penicillium que mostram uma estrutura de mosaico comum confirma que a transferência de genes pode ocorrer in vivo. Provas semelhantes sugerem a partilha de genes responsáveis por proteínas de ligação à penicilina entre Neisseria comensal e patogénica (Bowler etal 1994). Estas descobertas sugerem que a placa bacteriana pode funcionar como um reservatório genotípico ao albergar elementos móveis e genes transferíveis. Este intercâmbio genético pode ter um significado mais amplo, dado o número de bactérias manifestamente patogénicas que aparecem transitoriamente na boca .[54]

PRINCÍPIO DA TRANSMISSÃO BACTERIANA, TRANS-LOCALIZAÇÃO OU INFECÇÃO CRUZADA:

Transmissão: Os agentes patogénicos periodontais são transmissíveis entre os membros das famílias (Zambon et al 1996). Kohler B et al (1981) observaram a transmissão de espécies cariogénicas de mãe para filho. Translocação: A transmissão intra-oral é conhecida como translocação/infeção cruzada foi observada por Loesche et al (1979) St. mutans de incrustações dentárias para os dentes vizinhos e para a arcada contra-lateral. Edman et al

(1975) demonstraram a presença de St. mutans em dois voluntários através de fio dentário inoculado. Christersson et al (1985) demonstraram a translocação de A.actinomycetemcomitans em periodontite agressiva por sondagem.[67]

Mecanismos de aumento da resistência aos antibióticos em biofilmes: Uma das principais descobertas de relevância clínica no que diz respeito à alteração da expressão genética dos microrganismos que crescem numa superfície é o aumento da resistência aos agentes antimicrobianos. A isto chama-se concentração inibitória do biofilme ou concentração erradicante do biofilme, ou concentração que mata o biofilme (Anwar & Costerton1990, Johnson .et .al 2002 & Shoni et al2000). 29, 30,33 O mecanismo deste aumento da resistência difere de espécie para espécie, de antibiótico para antibiótico e em biofilmes que crescem em diferentes habitats. Os vários mecanismos de aumento da resistência são os seguintes: Resistência à penetração: A matriz do biofilme, embora não constitua por si só uma barreira significativa à difusão de antibióticos, tem certas propriedades que podem resistir à difusão. Os agentes fortemente carregados ou altamente reactivos ligam-se a polímeros de carga oposta na matriz e são neutralizados. As enzimas extracelulares, como as beta-lactamases, a formaldeído-liase e a formaldeído-desidrogenase, podem ficar presas e concentradas na matriz extracelular, inactivando assim os antibióticos hidrofílicos susceptíveis, tipicamente carregados positivamente (Allision, 2003). A exceção são os macrólidos.[33,34]
Taxa de crescimento mais lenta das espécies bacterianas: Esta propriedade torna-as menos susceptíveis a muitos, mas não a todos, os antibióticos. As células de crescimento mais lento expressam frequentemente mecanismos de defesa não específicos, incluindo proteínas de choque e bombas de efluxo de múltiplos fármacos, e demonstram uma maior síntese de exopolímeros.[37]

Alvo do medicamento modificado ou não exposto: O alvo do fármaco à superfície da bactéria não é expresso ou modificado ou o organismo utiliza estratégias metabólicas alternativas, diminuindo assim o impacto potencial do agente Variação fenotípica nas células bacterianas (expressão de novos genes): As células que crescem no interior de uma matriz de biofilme estão a ser alvo de maior atenção, uma vez que expressam genes que não são observados nas mesmas células que crescem em estado planctónico e podem manter esta resistência durante algum tempo depois de serem libertadas do biofilme.[33,34]

Bactérias super-resistentes: Recentemente, estas bactérias foram identificadas em biofilmes, ou seja, estas bactérias possuem bombas de multirresistência que podem expulsar agentes antimicrobianos das células. Estas bombas colocam o AMA fora da membrana externa e, assim, oferecem proteção mesmo contra os agentes que visam a síntese da parede celular.[37] Presença de organismos persistentes: Uma hipótese recente sugere que o aumento da tolerância a alguns antibióticos se deve em grande parte à presença de uma subpopulação de organismos persistentes que são células sobreviventes especializadas (Bren et al 2004). Função homeostática da matriz do biofilme: A matriz desempenha uma função homeostática, de tal forma que as células nas profundezas do biofilme experimentam condições diferentes, como a concentração de iões de hidrogénio ou o potencial redox, do que as células na periferia do biofilme ou as células que crescem em plâncton. As taxas de crescimento destas células serão reduzidas, permitindo-lhes sobreviver melhor do que as células de crescimento mais rápido na periferia quando expostas a agentes antimicrobianos.

SIGNIFICADO BIOLÓGICO DA PLACA COMO COMUNIDADE

FIGURA 9

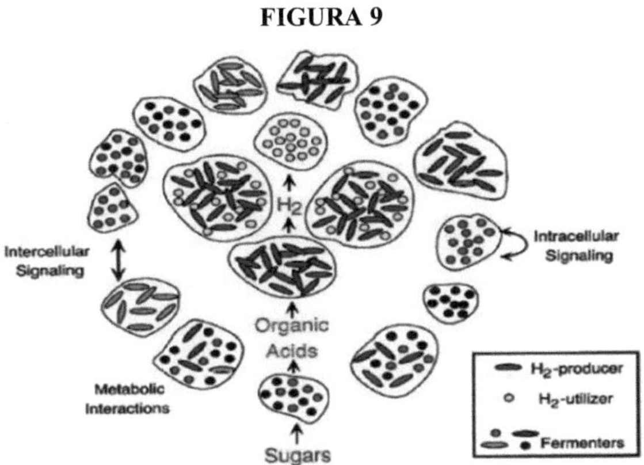

A diversidade da microflora da placa bacteriana e a capacidade das bactérias da placa bacteriana de interagirem com as células vizinhas em biofilmes são um apoio convincente ao facto de as bactérias orais não existirem como entidades independentes, mas funcionarem como uma comunidade microbiana coordenada, espacialmente organizada e metabolicamente integrada (Marsh & Bradshaw1999, & Marsh & Bowden 2001) .[55]

Associação de microorganismos da placa bacteriana com doenças periodontais:

A etiologia da periodontite considera três grupos de factores que determinam a ocorrência de periodontite ativa num indivíduo: Hospedeiro suscetível : Principalmente hereditário, mas pode ser influenciado por factores ambientais e comportamentais como o tabagismo, a diabetes, o stress. A presença de espécies patológicas: Actinomycetemcomitans, T. forsythia e P. gingivalis são os principais agentes patogénicos das doenças periodontais. Outros organismos também participam. Por exemplo, P.intermedia , F.nucleatumetc Espécies benéficas: Ocupam passivamente o nicho, impedem ativamente a aderência dos agentes patogénicos, afectam negativamente a vitalidade ou o crescimento dos agentes patogénicos, afectam a capacidade dos agentes patogénicos de produzirem factores de virulência e também degradam os factores de virulência produzidos pelos agentes patogénicos. Por exemplo, S. sanguis.[62]

COMUNIDADE CLIMAX[28,30]

A interação entre os componentes microbianos e não microbianos de um ecossistema conduz, em última análise, a uma forma de estabilização em que as formas microbianas e não microbianas existem em harmonia e equilíbrio com o seu ambiente. . Esta é a comunidade clímax. Esta permanece razoavelmente estável ao longo do tempo e reflecte uma situação dinâmica em que as células estão a morrer e a ser substituídas. A maioria das placas dentárias desenvolvidas representam comunidades clímax. Pequenas perturbações resultam provavelmente num re-desenvolvimento da mesma comunidade, embora com proporções de espécies ligeiramente alteradas. As estratégias preventivas ou terapêuticas encontram provavelmente uma tendência para o ecossistema regressar ao equilíbrio original após o fim do tratamento.

Microbiologia de implantes em pacientes parcialmente desdentados:[46]

A microbiota nas bolsas à volta dos dentes e nas bolsas periimplantares em pacientes parcialmente edêntulos registou uma semelhança notável. Em pacientes parcialmente edêntulos, os dentes podem atuar como um reservatório para a recolonização da área subgengival à volta dos implantes, esta hipótese é apoiada por Sumida et al (2002). Mombelli e Mericske-Stern 1990 estudaram a microflora de 18 pacientes edêntulos com implantes "bem sucedidos" e encontraram 52,8% de cocos anaeróbios facultativos e 17,4% de bastonetes anaeróbios facultativos, mas apenas 7,3% de bastonetes gram-negativos e nenhum P. gingivalis ou espiroquetas. Haanaes 1990 verificou que a microflora em torno do implante estável versus o implante falhado é semelhante aos padrões em torno de uma dentição natural saudável versus uma dentição doente. As espiroquetas, consideradas entre os morfotipos bacterianos mais patogénicos presentes na periodontite do adulto, são raramente detectadas na placa subgengival de implantes dentários bem conservados e clinicamente estáveis. Outro estudo relatou lesões de periimplantite que exibiam uma proporção mais elevada de estafilococos (15,1%) do que a presente em lesões de gengivite (0,06%) ou periodontite (1,2%), sugerindo que os estafilococos podem ter um significado etiológico maior do que se supunha anteriormente.

CONCEITOS EMERGENTES DE BIOFILME[61]

Com os avanços nas técnicas moleculares, concluiu-se que, embora cada comunidade microbiana contenha microrganismos de determinadas famílias e géneros que se encontram no mesmo habitat em muitos ou na maioria dos indivíduos, ao nível das espécies e das estirpes, o microbiota de um indivíduo pode ser tão único como uma impressão digital - Dethlefsen et al 2007. Uma série de estudos demonstrou que a interação específica célula-a-célula ao longo dos anos também deve ser diferente em indivíduos diferentes (Kolenbrander et al 2006, Kuramitsu et al 2007). Diaz et al 2006-Examinou o desenvolvimento inicial da placa bacteriana em 3 indivíduos que usavam chips de esmalte recuperáveis - medido por sequenciação do gene RNA 16s, cada pessoa demonstrou ser única em termos de diversidade e composição. Propôs que, devido à composição repetitiva e distinta da comunidade dentro dos indivíduos, a interação espácio-temporal e as mudanças ecológicas que acompanham a maturação do biofilme também poderiam ocorrer de forma dependente da pessoa, de acordo com o modelo de maturação da placa (1967). Hanning et al -2007 efectuaram um estudo em seis indivíduos e chegaram à conclusão de que o número de bactérias que colonizam o esmalte era diferente para cada indivíduo e estava distribuído aleatoriamente em pequenos agregados

RESUMO E CONCLUSÃO

As doenças periodontais são infecciosas. É agora claro que mais de 500 espécies, serótipos e biótipos de bactérias podem ser encontrados na cavidade oral e que uma dúzia ou mais de espécies foram implicadas, de uma forma ou de outra, na causa da periodontite nos seres humanos. Os dentes recentemente limpos ficam rapidamente revestidos por uma película que consiste em glicoproteínas da saliva. As bactérias Gram positivas da saliva expressam adesões que se ligam seletivamente à película e medeiam a colonização e o crescimento da placa supragengival. Numa questão de dias, as espécies Gram negativas colonizam através da ligação de receptores específicos às bactérias Gram positivas. Em indivíduos susceptíveis ao desenvolvimento de periodontite, as bactérias da placa estendem-se para o sulco gengival e formam placas subgengivais. Os biofilmes são definidos como "populações bacterianas em matrizes que aderem umas às outras e / ou a superfícies ou interfaces". O conceito de biofilme é importante para compreender a patologia da periodontite e a sua relação com as doenças sistémicas. Tal como no caso dos biofilmes em geral, as placas subgengivais são difíceis de eliminar. O fluido gengival, que contém complemento, anticorpos para prevenir e controlar a infeção, flui através da bolsa periodontal continuamente sobre os biofilmes, mas mesmo assim as bactérias sobrevivem e florescem. A rutura física e a remoção são formas eficazes de lidar com os biofilmes. É por esta razão que a destartarização e o planeamento radicular são essenciais para todas as formas de terapia periodontal bem sucedida. Atualmente, existem 3 áreas principais de investigação periodontal dedicadas ao controlo dos biofilmes

-Desenvolvimento de uma vacina para imunização ativa contra P.gingivalis.
-Desenvolvimento de métodos de imunização passiva contra a coloniazação oral por bactérias periodontais.

-conceção de novos fármacos inibidores.
Todas estas abordagens têm mostrado resultados prometedores. Estes e outros esforços de investigação envolvendo microbiologistas, biólogos moleculares, bioquímicos e clínicos podem resultar no aparecimento de novas terapias de tratamento para a doença periodontal no início do século XXI.

BIBLIOGRAFIA

1. Costerton JW, Geesey GG, Cheng GK. How bacteria stick. Sci. Am. 1978; 238:86-95.
2. Ranney RR: Classificação das doenças periodontais. Perio2000 1993; 2:13.

3. Stuart L. F et al. Estado atual dos índices de placa bacteriana. J Clin Periodontol 1986; 13:371- 4.
4. Neisengard R J, Newman M G. Oral Microbiology And Immunology. W.B Saunders Co USA. 1998; 320-26.
5. Charles I. Hoover, Ernest Newbrun et al. Microflora e Composição Química da Placa Dentária de Indivíduos com Intolerância Hereditária à Frutose. Infect Immun. 1980; 28(3):853.

6. Newman G M, Takei H H. Periodontologia clínica. Carranza, 10th Edition. Nova Deli: Elsevier; 2006;134-145pp.

7. Jan Lindhe, Thorkild Karring, Niklaus P Lang. Periodontologia Clínica e Dentisteria de Implantes. 4th Edition. EUA: Blackwell Munksgaard;2003,102-4.
8. Jan Lindhe, Thorkild Karring, Niklaus P Lang. Periodontologia Clínica e Dentisteria de Implantes. 4th Edition. EUA: Blackwell Munksgaard; 2006,129pp.
9. Max A. Listgarten et al. A estrutura da placa dentária. Periodontology 2000:1994;5,52-65.
10. Grant D A, Stern I B,Lisgarten Max A.Periodontics, 6th Edition.C V Mobsy Co. USA, 1988;171-73pp.

11. Neisengard RJ, Newman MG. Microbiologia e Imunologia Oral. W.B.Saunders Co, USA.1998;320-26 pp.
12. Ramfjord SP, Major M Ash. Periodontology and Periodontics Modern Theory And Practice. A.I.T.B.S Publishers, Índia.1996; 121-30pp.
13. Quirynen M, Bollen C M et al.The Influence Of Surface Roughness And Surface Free Energy (A influência da rugosidade da superfície e da energia livre da superfície). J Clin Periodontol 1995; 22:1-14.

14. Fitzeral Robert J. Nutritional determinants of the ecology of the oral flora.Dent Clin North Am 20(3): 473-489.
15. Furuichi Y, Lindhe J et al.Patterns Of De Novo Plaque Formation In The Human

Dentition. J Clin Periodontol 1992; 19:423-433.

16. Carrassi A, Santare G et al. Colonização precoce da placa bacteriana no cimento humano: J Clin Periodontol 1989; 16:265-267.

17. Sigurd P et al. Artificial Dental Plaque Biofilm Model Systems. Adv Dent Res 1997;11(1):110-126.

18. Wood S.R, Kirkham J, Marsh P D et al. Architecture Of Intact Natural Human Plaque Biofilms Studied By Confocal Laser Scanning Microscopy. J Dent Res 2000;79(1) : 21-27

19. Kirkham J et al. Ecologia da placa dentária e o seu significado na saúde e na doença. Adv Dent Res 1994; 8(2):263-271.

20. Lembariti S, Vander W et al.Complexos microbianos na placa subgengival. J Clin Periodontol 1998; 25: 134-144.

21. Quirynen M et al.The Influence Of Surface Free-Energy On Planimetric Plaque Growth In Man. J Dent Res1989; 68(5):796-799.

22. Quirynen M, Van S D et al.Is Early Plaque Growth Rate Constant With Time? J Clin Periodontol 1989; 16:278-283.

23. Quirynen M et al.The Influence Of Gingival Inflammation, Tooth Type, And Timing On The Rate Of Plaque Formation. J Periodontol 1991; 62:219-22.

24. Anne D. H et al. Endocardite infecciosa experimental induzida por placa dentária supra-gengival humana em ratos Eur J Oral Sci 2005; 113: 499-504.

25. Busher H J,Van der Mei H C et al. Interações físico-químicas na adesão microbiana inicial e relevância para a formação de biofilme. Adv Dent res:1997; 11(1): 24-32.

26. Moore S, Randhawa M et al. Dental Plaque: Significado biológico de um biofilme e estilo de vida comunitário. J Clin Periodontology 2005; 32:7-15.

27. Socransky SS et al.Dental Biofilms: Difficult Therapeutic Targets Periodontology 2000;28:12-55.

28. Randhawa M et al. Desafio microbiano na periodontite Periodontologia 2000 1997;14:12-32.

29. Busher H J et al. Biofilm Suceptibility to Antimicrobials. Adv In Dent Res1997;11(1):160-167.

30. Carlén et al. A placa dentária como um biofilme microbiano. Caries Research 2004; 38:204-211.

31. Putnis EE, Giovanni D et al.Dental Unit Waterline Contamination & Its Possible

Implications During Periodontal Surgery. J Periodontology 2001 ; 72: 393-400.

32. Carlén et al .Biofilme: uma nova visão da placa bacteriana: The Journal Of Contemporary Dental Periodontology2000.2000; 1:3 :1-8

33. Danser M M, Timmerman F M et al. Antiplaque Biocides And Bacterial Resistance: Uma revisão: J Clin Periodontology1996;29:965-974.

34. Thorsten M. Auschill, Nicole Hein et al. Efeito de dois agentes antimicrobianos na formação precoce de biofilme in situ. J Clin Perio 2005;32(1):147-152.

35. Naciye G. Uzel ,Flavia R. Teles et al. Mudanças microbianas durante o re-desenvolvimento do biofilme dentário na ausência de higiene oral na saúde e doença periodontal. J Clin Perio 2011; 38(7): 612-20.

36. Laurie Ann Ximénez-Fyvie, Anne D. Haffajee. Composição microbiana da placa supra e subgengival em indivíduos com periodontite adulta. J Clin Perio2000; 27(10):722-32.

37. Laurie Ann Ximénez-Fyvie, Anne D. Haffajee et al. The Effect Of Repeated Professional Supragingival Plaque Removal On The Composition Of The Supra- And Subgingival Microbiotal. J Clin Perio 2000;27(9):637-47.

38. Ana Carrillo-de-Albornoz ,Elena Figuero et al Alterações gengivais durante a gravidez: III. Impacto de factores clínicos, microbiológicos, imunológicos e sócio-demográficos na inflamação gengival. J Clin Perio 2012;39(3): 272- 83.

39. S. G. Rüdiger, A. Carlén et al. Biofilmes dentários em margens gengivais saudáveis e inflamadas. J Clin Perio 2002; 29(6): 524-30.

40. Gibbons R J, Van Houte J. Sobre a formação de placas dentárias. J Periodontal 1973;44(6): 347-360

41. Yasushi Furuichi ,Jan Lindhe et al. Patterns of de novo plaque formation in the human dentition J Clin Perio 1992;19(6): 423-33.

42. Quirynen, D. van Steenberghe et al. A taxa de crescimento precoce da placa bacteriana é constante com o tempo? J Clin Perio 1989; 16(5): 278-83.

43. Dahlen et al.Sucessão microbiana na recolonização de bolsas periodontais profundas após um único curso de desbridamento supra e subgengival. J Clin Perio;1988:15(2),116-22.

44. Gunnar Dahlén, Jan Lindhe et al. O efeito do controlo da placa supragengival na microbiota subgengival em indivíduos com doença periodontal. J Clin Perio1992; 19(10): 802-9.

45. Ana Carrillo-de-Albornoz, Elena Figuero et al. Alterações gengivais durante a gravidez: II. Influência das variações hormonais no biofilme subgengival. J Clin Perio 2010; 37(3): 230-40.

46. Mombelli A, De'caillet F. As caraterísticas dos biofilmes na doença peri-implantar. J Clin Periodontol 2011; 38 (11): 203-213.

47. Christersson Lars A, Zambon Joseph Jet al. Natureza e papel das placas bacterianas dentárias na doença periodontal. J Clin Perio 1998; 18: 441-446.

48. Darveau Richard P, Tanner Anne, Page Roy C. O desafio microbiano na periodontia. Periodontologia 2000; 14:12-32.

49. Quirynen M et al.A influência da rugosidade da superfície e da energia livre de superfície na formação de placa supra e subgengival no homem. J Clin Perio 1995; 22(1): 1-14.

50. Othmans Hiblys, U Sanr Ifai et al. A placa dentária supragengival na etiologia das doenças orais. Periodontologia 2000 1995; 8: 42-59.

51. Marsh P D. The significance of maintaining stability of the natural microflora of the mouth. Brit Dent J 1991; 21:172-7.

52. MarshP D , Bradshaw D J et al. Physiological approaches to the control of oral biofilms. Adv Dent Res 1997; 11 (1): 176-85.

53. Hanjuan Shao & Donald R. Demuth et al. Quorum sensing regulation of biofilm growth and gene expression by oral bacteriaand periodontal pathogens. Periodontologia 2000 2010; 52 :53-67.

54. Philip D. Marsh, Deirdre A. Devine et al. Dental Plaque Biofilms: Comunidades, Conflito e Controlo; Periodontologia 2000. 2011; 55: 16-35.

56. G. Hajishengallis, R.J. Lamont et al. Para além do complexo vermelho e para uma maior complexidade: o modelo de sinergia polimicrobiana e disbiose (PSD) da etiologia da doença periodontal. Molecular oral micro 2012; 27:409-419.

57. Marc Quirynen, Christel Dekeyser et al. The Influence of Gingival Inflammation,Tooth Type, and Timing on the Rate of Plaque Formation. J Periodontol 1991; 62: 219-222.

58. Patrick A. Adriaens, Jan A. De Boever et al. . Bacterial Invasion in Root Cementum and Radicular Dentin of Periodontally Diseased Teeth in Humans. Um Reservatório de Bactérias Periodontopáticas. J Periodontol 1988; 59(4):222-30.

59. Howard K. Kuramitsu, Wen Chen et al. Formação de biofilme pelas bactérias periodontopáticas Treponema denticola e Porphyromonas gingivalis. J Periodontol 2005;76: 2047-51.

60. Tetsuro Mineoka, Shuji Awano et al. O desenvolvimento específico do local da doença periodontal está associado a níveis mais elevados de Porphyromonas gingivalis, Treponema denticola e Tannerella forsythia na placa subgengival. J Periodontol 2008;79: 670-676.

61. Filoche S, Wong L et al. Oral biofilm : Emerging concepts in microbial ecology (Biofilme oral: conceitos emergentes em ecologia microbiana).

J Dent Res 2010; 89(1):8-18.

62. Shuji Awano et al. Regulação do crescimento do biofilme e da expressão genética por bactérias orais e agentes patogénicos periodontais através da deteção de quorum. Periodontologia 2000 2010;52: 53-67.

63. Max A. Listgarten et al. A estrutura da placa dentária. Periodontology 2000:1994;5,52-65.

64. Marc Quirynen, Christel Dekeyser. The Influence Of Gingival Inflammation, Tooth Type, And Timing On The Rate Of Plaque Formation (A Influência da Inflamação Gengival, Tipo de Dente e Tempo na Taxa de Formação de Placa). J Periodontol 1991;3: 221-29.

65. Socransky SS ,Hafajee AD et al. A etiologia bacteriana da doença periodontal destrutiva. Conceitos actuais. J Periodontology 1992;63: 322.

66. Socransky & Haffajee et al. Ecologia microbiana periodontal -Periodontologia 2000. 2005; 38: 39.

67. Jacob M. Ten Cate et al. Biofilms, a new approach to the microbiology of dental plaque. Odontologia 2006; 94:1-9.

68. Slots J: Subgingival microflora and periodontal disease.J Clin Periodontol 1979; 6:351.

69. Thelaide Else. A Teoria Não Específica na Etiologia Microbiana da Doença Periodontal Inflamatória. J Clin Periodontal 1986; 13: 905-11

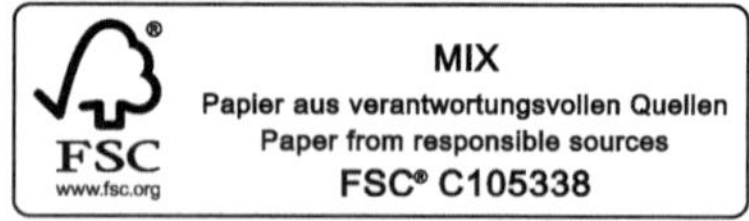

Printed by Books on Demand GmbH, Norderstedt / Germany